안녕하세요. 트레이너 박정은입니다.

움직이며 살아가는 게 도움이 된다고 하는데, 운동은 왜 이렇게 하기가 어려운지. 매번 마음을 다잡아도 잘 안 될 때가 많지요. 그런 분들에게 가벼운 마음으로 움직이는 방법을 알려드리고 싶어 일력을 만들게 되었습니다. 운동이 해야 할 일이 아니라, 그냥 하는 것이 되기를 바랍니다.

버거운 마음은 내려놓고 본문의 스트레칭을 따라해주세요. 하루가 고단한 날에 고단하니까 한번 움직여 보고, 날이 좋으면 좋은 대로 한번 움직여 보길 바라요.

한 해 동안 움직이는 날이 쌓여 몸이 여러분을 돕는 순간이 많아졌으면 좋겠습니다.

박정은

10년 차 트레이너로 《바쁜 사람은 단순하게 운동합니다》를 썼습니다. 여성 전용 PT 스튜디오 '세이프 짐Safe gym'을 운영하고 있습니다. 이화여대 체육과학과를 졸업하고 동 대학원에서 스포츠심리학 석사를 취득했습니다.

건강하고 다정한 세상으로 나아가는 방법으로 운동을 배우고 가르치고 있습니다. 당신이 어떤 몸을 가지고 있든 좋아질 수 있다고 믿습니다.

매일매일 건강해지는 365 운동 일력

초판 1쇄 인쇄 2023년 11월 1일
초판 1쇄 발행 2023년 11월 15일

지은이 박정은
펴낸이 이승현

출판1 본부장 한수미
와이즈 팀장 장보라
편집 양예주
디자인 김태수
일러스트 빵이(차에셀)

펴낸곳 ㈜위즈덤하우스　**출판등록** 2000년 5월 23일 제13-1071호
주소 서울특별시 마포구 양화로 19 합정오피스빌딩 17층
전화 02) 2179-5600　**홈페이지** www.wisdomhouse.co.kr

ISBN 978-89-98010-95-9 02510

일력을 이렇게 사용해보세요

· ·

365일 건강을 지키려면 운동이 필요하지만, 거창할 필요는 없습니다! 매일의 운동은 '스트레칭'으로도 가능하거든요! 스트레칭은 월별로 한 개, 총 열두 개입니다. 업무 중에 환기가 필요한 상황에 하셨으면 해서 이동하지 않아도 할 수 있는 스트레칭으로 채웠어요. 모두 자리에 앉아서 진행할 수 있습니다. 집중이 안 되는 상황, 마음에 부침이 있는 상황 등에 적극적으로 사용하셨으면 좋겠습니다. 본문의 스트레칭은 일상과 닿아 있는 움직임을 개선할 수 있는 동작들입니다. 이 움직임의 질이 좋아지면 운동량은 쉽게 채울 수 있게 되어요. '이걸로 충분할까?'라는 생각이 드신다면, 이만큼도 시작으로는 충분하다고 말씀드리고 싶습니다.

많은 분이 불편함을 느끼는 목과 어깨, 허리는 다양한 동작으로 구성했어요. QR코드에 접속하시면 정확한 자세를 확인하실 수 있습니다. 영상과 함께 움직여 보시고 익숙해지면 가이드 없이도 진행해 보세요. 이 동작들은 아침이든, 저녁이든, 시간에 관계없이 자주 하셔도 괜찮습니다. 모든 동작은 무리하지 마시고 할 수 있는 범위 내에서 숨 쉬면서 진행해 주세요.

일주일에 이틀은 스트레칭을 환기할 수 있도록 일력에 스트레칭이 보이게 만들었습니다. 일주일에 두 번씩만 해도 일 년이면 100번 이상 움직일 수 있어요. 이틀은 꼭 스트레칭을 해봅시다. 각 스트레칭은 매주 조금씩 개수가 늘어납니다. 하루에 10번, 15번, 20번이 쌓여 1년 동안 1,000번 이상의 스트레칭을 할 수 있습니다. 일주일에 2일도 충분합니다. 주 2회 운동이 익숙해지시면 천천히 움직이는 날을 늘려보시기를 권해드립니다.

스트레칭이 적혀 있지 않은 날에는 휴식에 도움이 되거나, 식이에 도움이 되는, 환경을 개선할 수 있는 문장을 담았습니다. 매일 조금씩 나은 환경을 주다 보면 한 해가 지난 후에는 편안하고 자유로운 몸과 마음으로 더 멀리 나아갈 수 있을 거예요.

· 레시피 콘텐츠는 국립농업과학원에서 제작하여 공공누리로 개방한 저작물을 이용하였으며, 해당 저작물은 국립농업과학원 홈페이지(naas.go.kr)에서 무료로 확인하실 수 있습니다.

31

오늘은 남이 아닌 나를 위한

좋은 사람이 되는 날이에요.

나를 위해 즐거운 일을 해봅시다.

충전   December

1월의 스트레칭

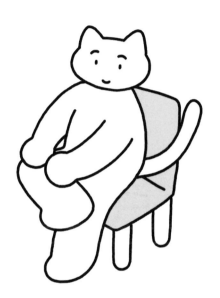

Figure 4

엉덩이

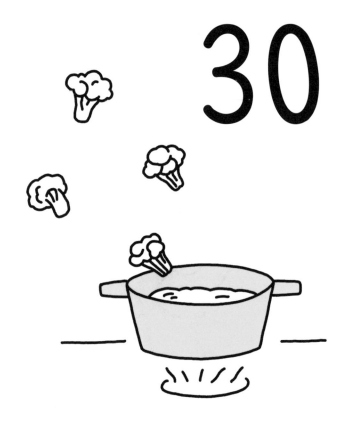

30

12월

브로콜리 타락죽

잘 챙겨 먹기   December

2월의 스트레칭

....

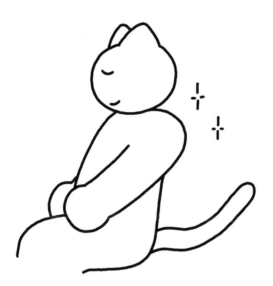

Scapula row

등

29

스스로 잘 해낸 덕분에

이만큼 왔습니다.

모두 당신 덕분이에요.

3월의 스트레칭

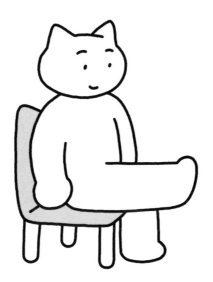

Leg extension

허벅지

28

12월

엉덩이와 허벅지

Chair squat

노년의 여행을 위해서 해봅시다.

30번

한번 해보기

December

4월의 스트레칭

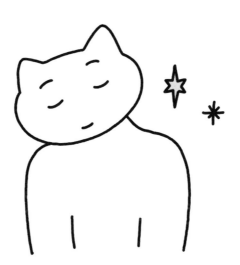

Neck release

목

27

움직임은

우리가 세상과 교류하는

유일한 방식

5월의 스트레칭

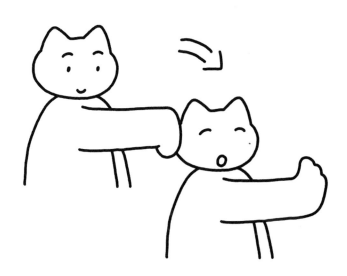

Wrist

손목

26

12월

엉덩이와 허벅지

Chair squat

하체의 근력이
우리가 얼마나 멀리 갈 수 있는지를 결정해요..

 25번 천천히 해보기 December

6월의 스트레칭

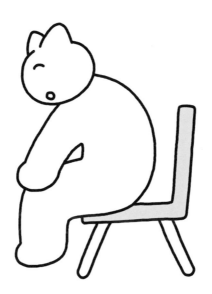

Cat-camel

척추

오늘도 스트레칭부터
성공적으로 하루를
시작해 볼까요?

25

환경 만들기   December

7월의 스트레칭

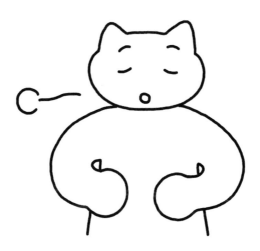

Diaphragm breathing

가슴과 배

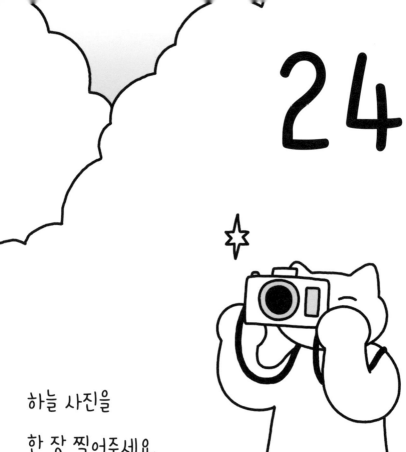

24

하늘 사진을
한 장 찍어주세요.

충전 December

8월의 스트레칭

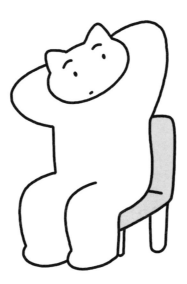

Thoracic rotation

척추와 어깨

23

지방이 적은 소고기 부위

우둔 > 안심 > 채끝

(잘 챙겨 먹기) (December)

9월의 스트레칭

....

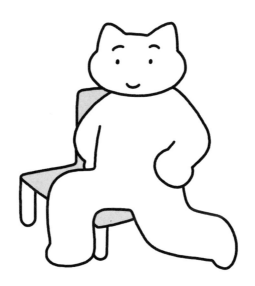

Psoas

허리와 골반

22

좋은 결과가 나왔고,

앞으로도 계속

좋은 결과가 나올 거예요.

10월의 스트레칭

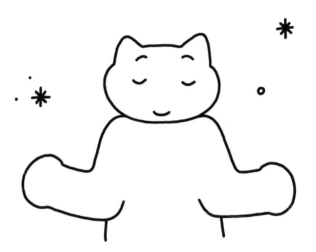

W-raise

등

21

12월

엉덩이와 허벅지

Chair squat

발바닥으로 땅을 강하게 밀수록
좋은 스쾃이 나와요.

25번

한번 해보기 　　December

11월의 스트레칭

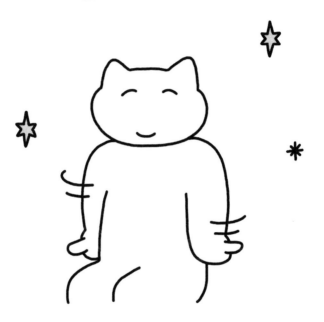

Shoulder external rotation

어깨

20

몸이 더 나은 삶을 기대할 수 있도록

기회를 주세요.

(속도 늦추기)   (December)

12월의 스트레칭

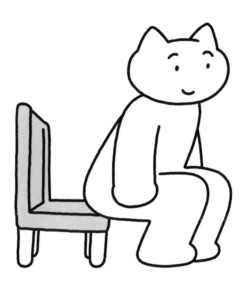

Chair squat

엉덩이와 허벅지

19

12월

엉덩이와 허벅지

Chair squat

할 수 있는 범위 안에서
천천히 움직여 보세요.

20번

천천히 해보기

December

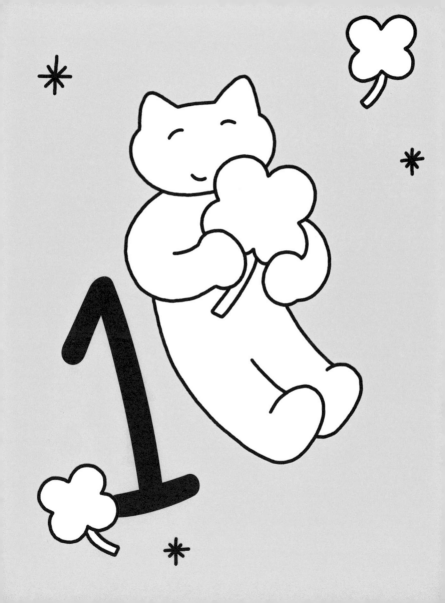

등받이에 몸을 편히 기대주세요.

5초 동안 들이쉬고,

5초 동안 내쉬는 호흡을

다섯 번만 해봐요.

18

환경 만들기   December

1

건강하게 한 해를

보낼 수 있도록

나에게 따뜻하고 맛있는

음식을 선물해봐요.

17

오늘의 좋았던 일이 있나요?

딱 한 가지만 곱씹어 봅시다.

충전   December

책상 높이

앉은키가 커진 상태에서
팔꿈치가 책상에 가볍게 닿도록
책상 높이를 조절해주세요.

2

16

무가당은

당을 더 첨가하지 않았다는 의미입니다.

원재료 자체의 당은 있지만

추가한 당이 없을 때 무가당이라는 단어를 써요.

3

1월

엉덩이 스트레칭

Figure 4

오리 엉덩이가 될수록 시원해요!
무리하지 않는 범위에서 진행해주세요.

5초

천천히 해보기   January

15

한 가지 일이 잘되는 걸 보니

다른 일도 모두 잘될 거예요.

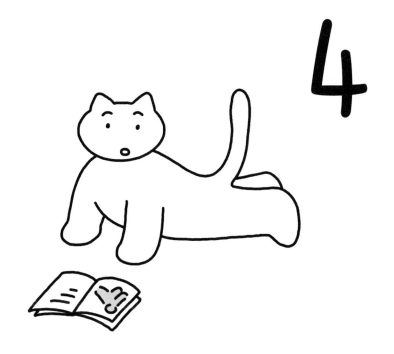

4

틀려도 괜찮아요.

틀리면서 해봅시다.

속도 늦추기   January

14

12월

엉덩이와 허벅지

Chair squat

엉덩이가 무릎 높이까지 낮아지는 스쾃을
하프 스쾃이라고 합니다.

20번

한번 해보기   December

5

1월

엉덩이 스트레칭

Figure 4

머리는 최대한 하늘에 가깝게!
키 커지세요!

5초

한번 해보기   January

13

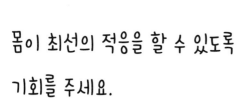

몸이 최선의 적응을 할 수 있도록

기회를 주세요.

6

오늘의 목표

스트레칭 딱 한 번만 해보기

12

12월

엉덩이와 허벅지

Chair squat

힙힌지는 모든 하체 운동의 기반이 됩니다.
고관절을 접는 동작을 힙힌지라고 해요.

15번

천천히 해보기   December

7

두부 100g(반 모)의 영양 성분

탄 3.8g 단 9.6g 지 4.6g 97kcal

오늘도 스트레칭부터

성공적으로 하루를 시작해 볼까요?

11

환경 만들기   December

8

쉬면서 보낼 수 있는

하루가 생겼다면

어떤 일을 하고 싶으세요?

그 일을 오늘 해봐요.

충전   January

10

좋아하는 장소를 생각하면서

숨을 크게 다섯 번 쉬어 봅시다.

의자 높이
바꾸기

엉덩이를 의자 끝까지 넣고

발바닥 전체가 바닥에 닿을 수 있도록

높이를 조절해 주세요.

9

환경 만들기   January

9

운동 시 운동으로 손실된 수분을

채워줄 수 있도록 물을 더 챙겨 드세요.

잘 챙겨 먹기   December

10

1월

엉덩이 스트레칭

Figure 4

엉덩이는 골반을
안정화하는 근육이에요.

5초

8

한 걸음씩만 앞으로 나아가봐요.

딱 한 걸음만!

11

오늘도 충분하고,

내일은 더 좋아질 거예요.

7

12월

엉덩이와 허벅지

Chair squat

고관절을 접는 동작을
힙힌지(hip hinge)라고 해요.

15번

한번 해보기

December

12

1월

엉덩이 스트레칭

Figure 4

엉덩이가 튼튼해야
허리도 튼튼해요.

10초

한번 해보기

January

6

꿈은 알아서 클 거예요.

그저 펼쳐 놓고 오늘을 살아요.

13

천천히 슬렁슬렁

태도를 만들기   January

5

12월

엉덩이와 허벅지

Chair squat

고관절은 골반과 대퇴골을 연결하는 관절입니다.
고관절은 우리 몸에서 가장 큰 관절이에요.

10번

천천히 해보기   December

14

유산균은 산성에 약해

위산 분비가 적은

아침 공복 섭취가 가장 좋습니다.

안온함을 주는 물건이나

공간이 있나요?

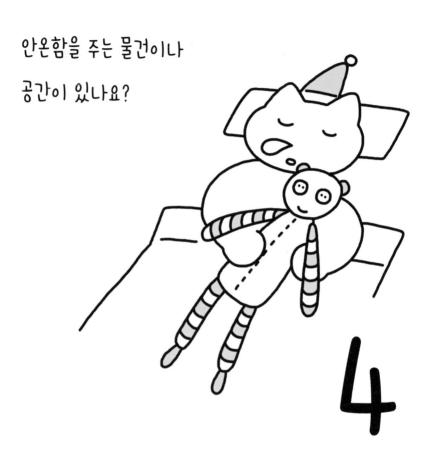

4

15

좋아하는 향기가 있으세요?

오늘은 그 향기를 맡아주세요.

3

일 년 동안 고생한 나에게

선물을 사줍시다!

1년간 꾸준히 운동한다면

어떻게 변할지 상상해 봐요.

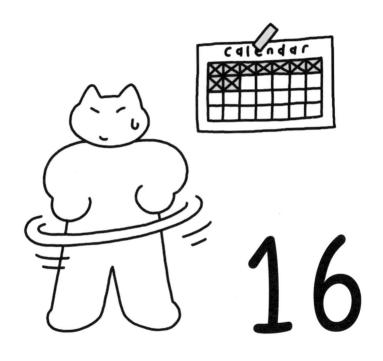

16

환경 만들기   January

2

한 잔

소주 1잔(50ml) | 75kcal
맥주 1잔(200ml) | 65kcal
위스키 1잔(40ml) | 110kcal
레드와인 1잔(150ml) | 125kcal

17

1월

엉덩이 스트레칭

Figure 4

잘 늘어나고 잘 줄어드는 근육을
기능적이라고 해요.

10초

천천히 해보기   January

1

돈과 시간을 쏟아부어서

잘 길러야 할 대상은

오로지 자신뿐이에요.

18

뚝딱이는 것도
운동이 됩니다.
오늘의 뚝딱임을
쌓아주세요.

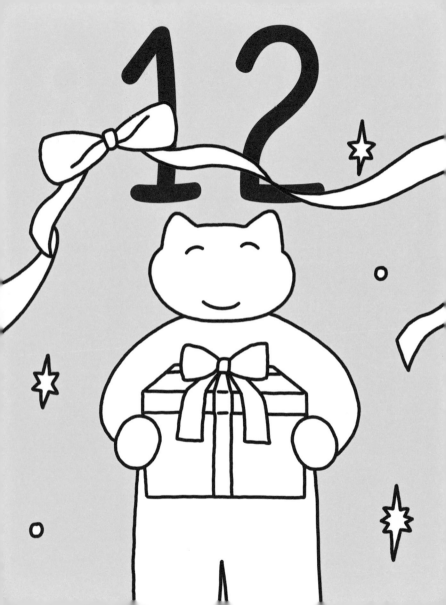

19

1월

엉덩이 스트레칭

Figure 4

엉덩이 근육이
잘 걷게 도와줄 거예요.

15초

한번 해보기   January

30

11월

어깨 스트레칭

Shoulder external rotation

스트레칭은 때때로 힘들 수 있습니다.
조금 힘들지만 할 만한, 나에게 알맞은 강도를 찾아주세요.

30번

한번 해보기   November

20

운동은 저축과 같습니다.

인출할 날을 기대하며

차곡차곡 쌓아봐요.

태도를 만들기   January

29

나의 기분은 내가 만들 수 있습니다.

기분을 위해 움직여 주세요.

21

쌀 100g과 고구마 100g의 영양 성분,

칼로리는 크게 다르지 않습니다.

쌀밥 100g ㅣ 탄 33g 단 3g 지 0.1g 152kcal
고구마 100g ㅣ 탄 37g 단 1g 지 0.1g 154kcal

(잘 챙겨 먹기)   (January)

28

11월

어깨 스트레칭

Shoulder external rotation

근막은 그물망처럼 전신에 퍼져
인체를 유기적으로 움직일 수 있게 돕습니다.

25번

천천히 해보기

November

22

요즘 나를

가장 불편하게 하는 증상을 찾고,

해결할 수 있는 병원을 예약해 봅시다.

· 밥 먹고 속쓰림(내과), 관절 통증(정형외과) 등

....

....

....

충전   January

어떤 연말을
보내고 싶으세요?

27

건강을 떠올리면

생각나는 단어가 있으세요?

포스트잇에 적어

잘 보이는 곳에 붙여 둡시다.

23

26

바깥 공기를 맡으러

다녀오세요!

충전   November

24

1월

엉덩이 스트레칭

Figure 4

머리가 최대한
하늘과 가깝게!

15초

천천히 해보기

January

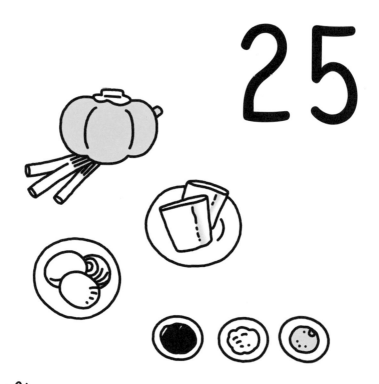

25

11월

단호박 갈치조림

잘 챙겨 먹기   November

25

완벽하지 않아도 괜찮습니다.

대충하세요.

하다 보면 좋아져요.

24

나는 충분하다.

26

1월

엉덩이 스트레칭

Figure 4

골반을 움직여 봅시다. 천천히 배가
허벅지와 가까워지고 엉덩이는 뒷사람을 향해요.

20초

(한번 해보기)   (January)

23

11월

어깨 스트레칭

Shoulder external rotation

뼈와 뼈가 만나는 부분을
관절이라고 합니다.

25번

한번 해보기

November

27

운동은 배신하지 않습니다.

배신은 내가 해요.

22

지나고 보면

최선의 선택이었을 거예요.

속도 늦추기   November

28

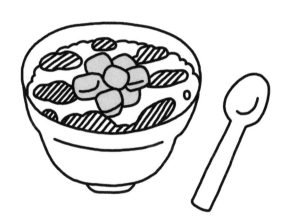

1월

미나리 두부 덮밥

21

11월

어깨 스트레칭

Shoulder external rotation

척추는 33개의 뼈로 구성되어 있습니다.

20번

천천히 해보기

November

29

오늘은 야식 없는 날.

거절

한 번 하기!

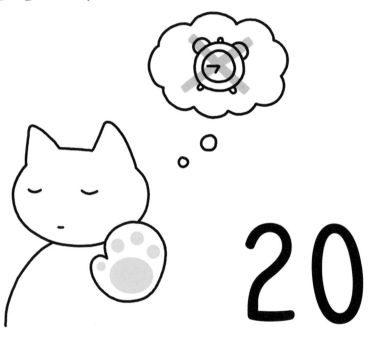

20

환경 만들기   November

등받이에 몸을 편히 기대주세요.

5초 동안 코로 들이 쉬고,

5초 동안 입으로 내쉬는

호흡을 다섯 번만 해봐요.

30

19

아름다운 풍경을 보러

다녀오세요!

31

1월

엉덩이 스트레칭

Figure 4

할 수 있는 최선의 자세로
딱 20초만 해봅시다.

20초

천천히 해보기   January

18

색과 상관 없이

흰살생선과 붉은 살 생선의

단백질 함량은 비슷합니다.

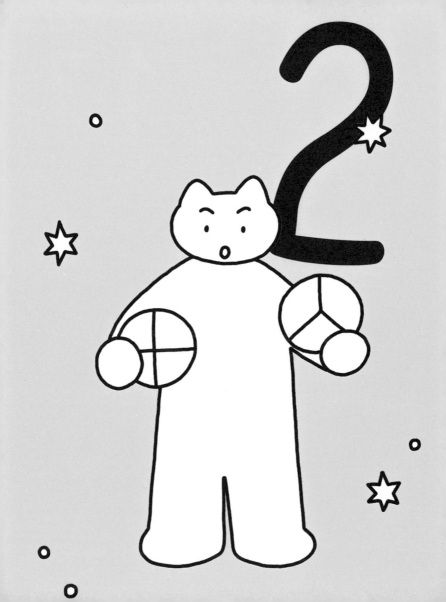

17

내가 나다울 수 있도록

먹이고, 재우고, 움직여 봐요.

1

할 수 있는 만큼만 해봐요.

내일은 더 쉬워질 거예요.

속도 늦추기　　February

16

11월

어깨 스트레칭

Shoulder external rotation

갈비뼈는 총 12쌍이 있어요.

20번

한번 해보기

November

2

2월

등 스트레칭

Scapula row

내쉬는 호흡에 모으고!
들이쉬는 호흡에 멀어지고!

10번

한번 해보기   February

15

오늘도 충분하고,

내일은 더 좋아질 거예요.

3

국가 자격증의 발급 기준은

대부분 60점 이상입니다.

100점 말고,

60점만 되게 움직여봐요.

태도를 만들기   February

14

11월

어깨 스트레칭

Shoulder external rotation

바른 자세는 편안하고
느슨한 모양에 가깝습니다.

15번

천천히 해보기

November

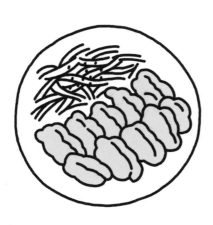

훈제 오리 100g의 영양 성분

단 16.7g 지 30g

4

배우기 = 헤매기

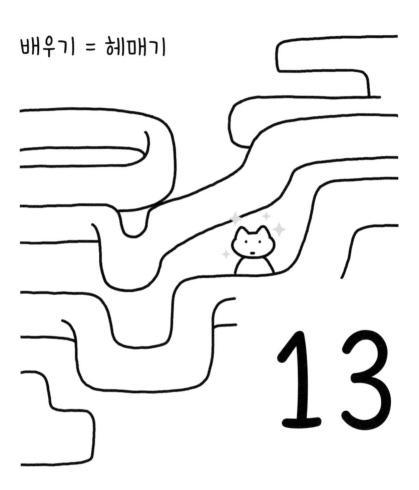

13

환경 만들기   November

5

오늘의 미션

휴가 가고 싶은 곳을 적어주세요.

12

좋아하는 음악을
들어봐요.

하루 중 언제

5분의 시간을 낼 수 있을까요?

6

11

갈치 100g의 영양 성분

단 18.73g 지 7.01g 143kcal

7

2월

등 스트레칭

Scapula row

등근육이 라운드 숄더를
막아줄 거예요.

10번

천천히 해보기   February

10

모든 것을 바로 잡을 수 있는

근육이 나에게 있다.

8

움직인다면,
계속해서
좋아질 거예요.

9

11월

어깨 스트레칭

Shoulder external rotation

손목은 편하게 두고 움직여 주세요.

15번

한번 해보기

November

9

2월

등 스트레칭

Scapula row

웅크리고만 있으면 잘 때도 웅크리고 자게 돼요.
등을 쥐어짜 봅시다.

15번

(한번 해보기)   (February)

8

천천히 슬슬 해도
몸은 좋아집니다.

속도 늦추기   November

10

제자리걸음만 해도 괜찮습니다.

움직임이 몸에 남을 거예요.

태도를 만들기   February

7

11월

어깨 스트레칭

Shoulder external rotation

팔이 저리다면
움직임의 범위를 줄여 주세요.

10번

천천히 해보기   November

11

수분 권장 섭취량 : 체중 × 33ml

최소 4컵 | 권장 6~7컵 | 최적 8~10컵

잘 챙겨 먹기   February

우선순위가 높은 것을 먼저,

당장 해야 하는 일을 먼저.

6

환경 만들기   Nuvember

12

디지털 디톡스

10분만 디지털 매체와 떨어져서 멍때려 봐요.

5

멍때리기

20분!

충전   November

건강해지면 하고 싶은 일이 있으신가요?

최대한 구체적으로 포스트잇에 적어봐요.

13

환경 만들기   February

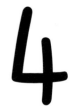

단호박 100g의 영양 성분

탄 15.5g 단 1.7g 지 0.8g 66kcal

잘 챙겨 먹기   November

14

2월

등 스트레칭

Scapula row

잘 움직이는 날개뼈를 만들면
목과 어깨가 편안해집니다.

15번

천천히 해보기   February

3

내일은 더 강한 내가

더 넓은 곳으로 갈 거예요.

15

체육 점수가
별로였어도 괜찮습니다.
운동을 잘 해내는 경험은
새로 쓸 수 있어요.

속도 늦추기   February

2

11월

어깨 스트레칭

Shoulder external rotation

쇄골을 좌우로 길게 늘려 주세요.

10번

한번 해보기   November

16

2월

등 스트레칭

Scapula row

날개뼈 사이에 책을 끼운다고 생각하고
움직여 주세요.

20번

(한번 해보기) (February)

1

저는 당신이 결국

해낼 수 있다고 생각해요.

속도 늦추기   November

17

안정성은

불안정성을

지나는 과정에서

얻을 수 있어요.

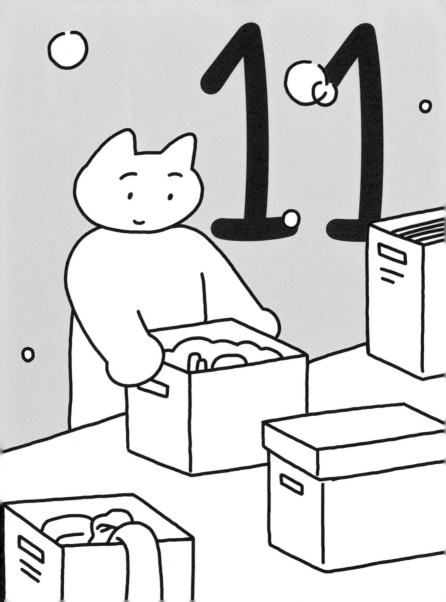

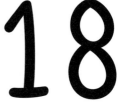

18

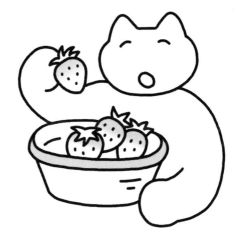

2월은

딸기의 계절!

딸기 드세요.

잘 챙겨 먹기   February

31

10월

등 스트레칭

W-raise

부드러운 어깨와 등을 위해
움직여 주세요.

30번

천천히 해보기

October

19

오늘 좋았던 일이 있나요?
딱 한 개만 곱씹어 봅시다.

나는 게으르고 멋있다!

30

나의 몸이 할 수 있는 일 중

어떤 일이 가장 좋은가요?

20

29

편한 신발을 신고
동네 산책 30분!

충전   October

21

2월

등 스트레칭

Scapula row

손날로 책상을 누르면서 움직여 볼까요?
겨드랑이에 힘을 준다고 생각해 보세요.

20번

천천히 해보기

February

28

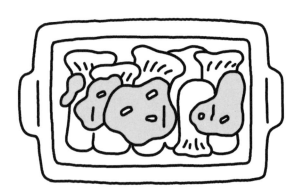

10월

새송이버섯 치즈 오븐 구이

22

당연히 할 수 있습니다.

제가 그렇게 믿어요.

27

건강해지는 건 결국

나를 자유롭게

하는 일이라고 생각해요.

오늘도 조금 더 자유로워져 봅시다.

태도를 만들기   October

23

2월

등 스트레칭

Scapula row

손으로 책상에 자국을 낸다고 생각하면서
날개뼈를 모아 봅시다.

25번

한번 해보기

February

26

10월

등 스트레칭

W-raise

대부분의 근육은 짝으로 움직입니다.
등의 이완이 가슴의 이완을 도와요.

30번

한번 해보기   October

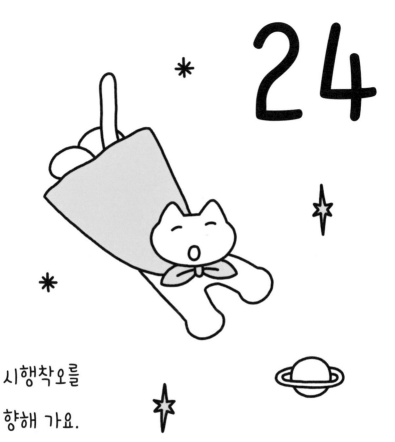

24

시행착오를

향해 가요.

25

많이 말고,

조금만 힘내봐요.

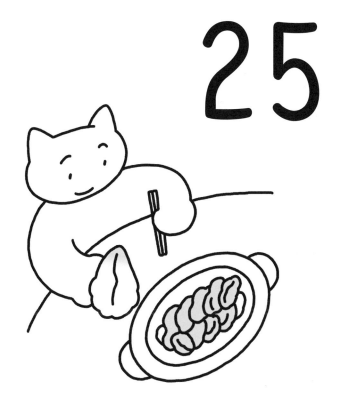

25

2월

봄동 오리 쌈

24

10월

등 스트레칭

W-raise

어깨를 털어 몸에 힘을 빼고
시작해 주세요.

25번

천천히 해보기

October

26

하늘 사진을
한 장 찍어볼까요?

오늘의 목표

뭐든 딱 한 개만 끝내기

23

환경 만들기   October

퇴근길에 좋아하는 노래 한 곡을
들으면서 스트레칭해봅시다.

27

22

하늘 사진을
한 장 찍어 주세요.

28

2월

등 스트레칭

Scapula row

날개뼈가 최대한 멀어졌다
최대한 가까워질 수 있도록 길게 움직여 봐요.

25번

천천히 해보기

February

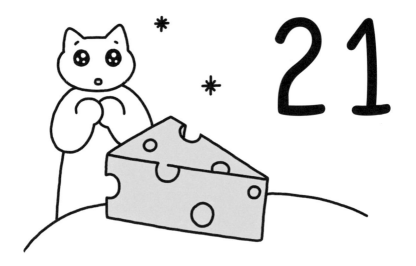

치즈 100g의 영양 성분

탄 4.71g 단 22.21g 지 26.91g 350kcal

잘 챙겨 먹기   October

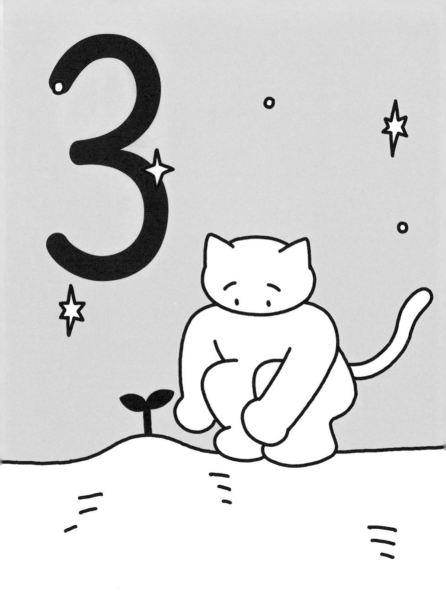

20

오늘도 나와의 약속을 지켰다!

잘 해내셨습니다.

1

이미 움직이는 방법은 알고 있습니다.

더 잘 움직이려고 배울 뿐이에요.

19

10월

등 스트레칭

W-raise

자유로운 어깨와 등을
만들어 주세요.

25번

한번 해보기   October

2

3월

허벅지 스트레칭

Leg extension

오래 앉아 있으면 허벅지 뒤쪽이 잘 늘어나지 않아요. 고생한
근육을 스트레칭해 줍시다.

10번

한번 해보기   March

18

일단 매일 하는 것에만

집중해 봅시다.

3

걱정은 해야 될 때,

그때 가서 해요.

17

10월

등 스트레칭

W-raise

회전근개는 극상근, 극하근, 소원근, 견갑하근으로
이루어져 있습니다.

20번

천천히 해보기

October

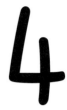

샐러드 100g의 영양 성분

수분 90~95% 식이섬유 1.5~4g 16~33kcal

잘 챙겨 먹기   March

오늘은 거울을 보며
스스로를 칭찬해 봅시다.

16

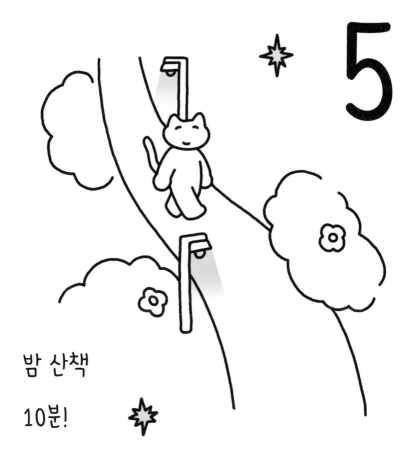

5

밤 산책

10분!

충전   March

15

춤을 한번 춰볼까요?

샤워하면서도 좋고요.

어떤 컨디션으로

어떤 하루를 보내고 싶으세요?

포스트잇에 적어 봅시다.

6

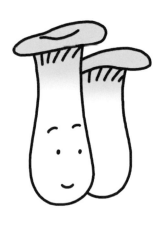

14

새송이버섯 100g의 영양 성분

탄 5.08g 단 4.09g 지 0.75g 35kcal

7

3월

허벅지 스트레칭

Leg extension

허벅지에 꽉 힘을 주면서 움직여 주세요.
스트레칭과 근력운동을 동시에!

10번

천천히 해보기

March

13

대중교통을 타고 한 정거장 일찍

내려서 걸어가 봅시다.

태도를 만들기   October

8

오늘은 국제 여성의 날입니다.

열심히 산 나를 위해 선물을 주세요.

12

10월

등 스트레칭

W-raise

어깨에는 다섯 개의 관절이 있어
360도의 움직임을 가능하게 해요.

20번

한번 해보기   October

9

3월

허벅지 스트레칭

Leg extension

허벅지가 튼튼해야
무릎이 아프지 않아요.

15번

한번 해보기   March

11

작은 생명을 바라보는

시간을 만들어 봐요.

10

운동하면 또 얼마나 멋있어질까요?

멋있는 나를 위해 움직여 봅시다.

10

10월

등 스트레칭

W-raise

어깨는 상완골, 견갑골, 쇄골
3개의 뼈로 이루어져 있습니다.

15번

천천히 해보기

October

11

다섯 가지 이상의 색을 포함한
식사를 해봅시다.

잘 챙겨 먹기   March

자주 사용하는 물건 중에

해진 것이 있다면 새로 사줍시다.

9

12

좋아하는 색을 생각하면서

숨을 크게 다섯 번 쉬어 봅시다.

(들이쉬는 호흡에 색이 들어오고

내쉬는 호흡에 흡수된다.)

충전   March

8

고등어는 9~11월이 제철이에요.

등푸른생선을 먹어 봅시다.

오늘도 스트레칭부터

성공적으로 하루를

시작해 볼까요?

13

7

음식의 양을 조절하는 가장 쉬운 방법은

그릇을 작은 것으로 바꾸는 것이에요.

잘 챙겨 먹기   October

14

3월

허벅지 스트레칭

Leg extension

오리 엉덩이를 유지하며 무릎을 펴면
허벅지 뒤쪽이 더 시원하답니다.

15번

천천히 해보기   March

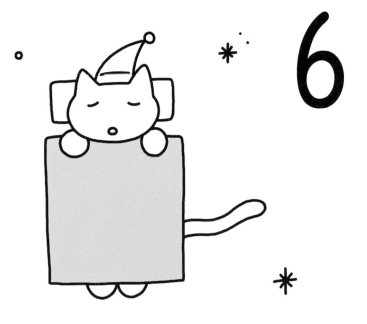

6

오늘 못 했어도 괜찮습니다.

내일 다시 해봐요.

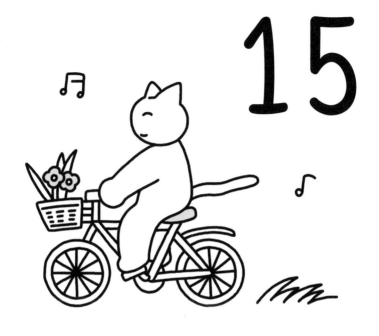

15

내가 더 잘 살 수 있도록

움직여 봐요.

속도 늦추기　　　March

5

10월

등 스트레칭

W-raise

손이 돌아가며 따라서
팔과 어깨까지 돌아갑니다.

15번

한번 해보기   October

16

3월

허벅지 스트레칭

Leg extension

움직이는 동안 무릎은
회전하지 않고 정면을 향합니다.

20번

한번 해보기   March

4

한 번 해봤으니까.

두 번째는 더 쉬울 거예요.

속도 늦추기   October

17

일단 움직이면

기분이 좋아집니다.

3

10월

등 스트레칭

W-raise

어깨에 힘을 빼고
팔을 떨어뜨려 주세요.

10번

천천히 해보기   October

18

소고기 안심 100g의 영양 성분

단 19g 지 13g 193kcal

오늘은 군것질 하지 않는 날이에요.

간식 대신 식사를 잘 챙겨 먹읍시다.

2

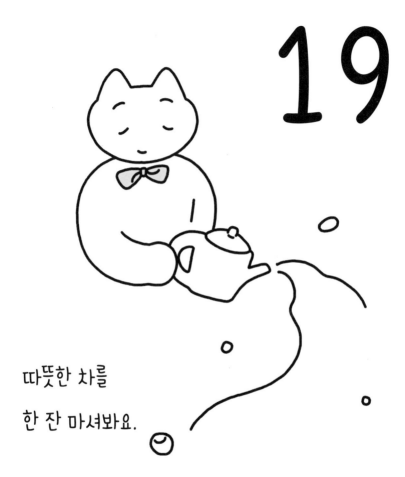

19

따뜻한 차를

한 잔 마셔봐요.

1

478 호흡법

4초간 들이쉬고 7초간 숨을 참고
8초간 숨을 내쉬는 호흡을
다섯 번만 해봐요.

충전   October

지금의 거절은 당신에게

도움이 될 거예요.

오늘은 거절을 하나만 해봅시다.

20

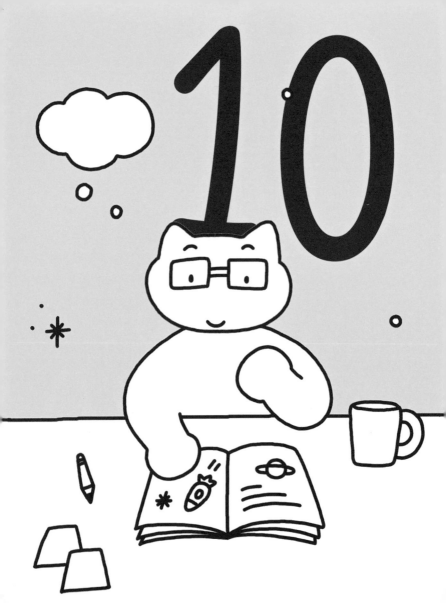

21

3월

허벅지 스트레칭

Leg extension

뒤꿈치로 물건을 밀어낸다고 생각하고 무릎을 펴봐요.
골반에 가까운 허벅지까지 쓸 수 있어요.

20번

천천히 해보기   March

30

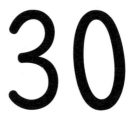

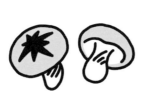

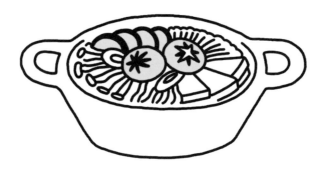

9월

표고버섯 된장 전골

잘 챙겨 먹기   September

22

안 썼을 뿐, 쓰기 시작하면

충분히 좋아질 수 있어요.

29

오늘은 엘리베이터 대신

계단으로 가봐요.

23

3월

허벅지 스트레칭

Leg extension

발이 최대한 천천히 내려온다고
생각하면서 해봅시다.

25번

한번 해보기   March

28

9월

허리와 골반 스트레칭

Psoas

대요근은 서 있을 때
허리의 커브를 지킬 수 있도록 보조하는 근육입니다.

20번

한번 해보기   September

24

내 몸을 믿어봅시다.

잘해왔잖아요.

27

지금도 좋은 사람이고

계속해서 좋은 사람이 될 거예요.

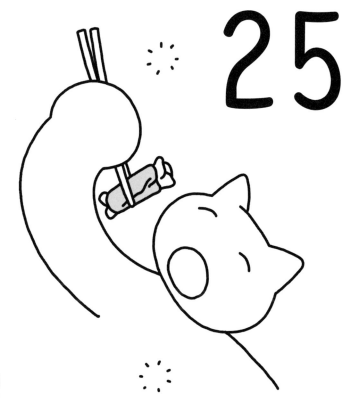

25

3월

상추 소고기롤

잘 챙겨 먹기   March

26

9월

허리와 골반 스트레칭

Psoas

장골근은 고관절을 안정화해
땅을 밀며 앞으로 걸을 수 있도록 도와줘요.

15번

천천히 해보기

September

26

바깥 공기를 맡으러

다녀오세요!

충전   March

내일 아침으로 먹을 걸

퇴근길에 사 가볼까요?

25

환경 만들기   September

오늘 하루 중 감사했던 일을

세 가지 적어볼까요?

....

....

....

27

24

30분만 디지털 매체와
떨어져서 멍때려 봐요.

충전   September

28

3월

허벅지 스트레칭

Leg extension

자유로운 무릎은
더 멀리 나아가게 돕습니다.

25번

23

표고버섯 100g의 영양 성분

탄 4.8g 단 3.9g 지 0.4g 31kcal

29

코어근육의 대부분은

갓난아기 때 만들어져요.

머리를 가누고 뒤집기를 했다면

당신도 할 수 있습니다.

22

10년 후의 내가 오늘의 나에게

무슨 말을 하고 싶을까요?

....

....

....

30

3월

허벅지 스트레칭

Leg extension

튼튼한
무릎을 만들어 봐요.

30번

한번 해보기   March

21

9월

허리와 골반 스트레칭

Psoas

오늘의 목표는 양쪽 15번씩

15번

한번 해보기   September

31

오늘보다 10년 후에

더 건강할 나를 위해서 움직여 봐요.

20

중심을 잡고, 호흡하고,

마음을 누그러뜨려 봐요.

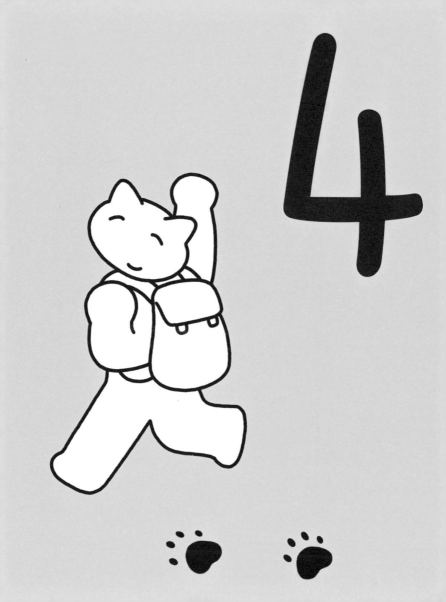

19

9월

허리와 골반 스트레칭

Psoas

장요근의 이완이
허리의 이완을 도와요.

10번

천천히 해보기

September

1

돼지고기 단백질이 많은 부위

등심 > 안심 > 뒷다리 > 앞다리

잘 챙겨 먹기   April

오늘의 목표

너무 애쓰지 않기

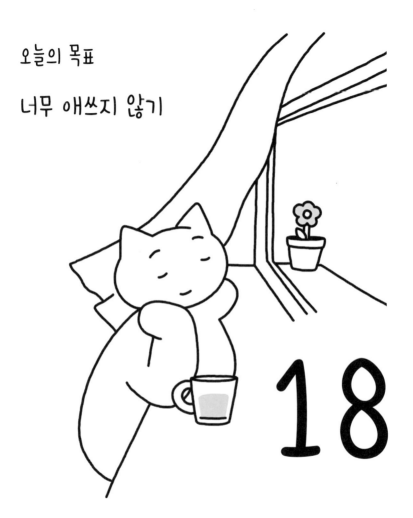

18

환경 만들기   September

2

편한 신발을 신고

동네 산책 20분!

충전   April

17

오늘의 좋았던 일이 있나요?

딱 한 개만 곱씹어 봅시다.

점심 먹고

딱 10분만 걸어 봐요.

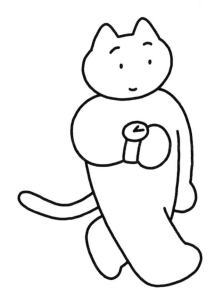

3

환경 만들기   April

16

일일 나트륨 섭취 기준치 : 2000mg

라면 한 개 평균 : 1586mg

잘 챙겨 먹기   September

4

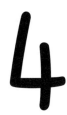

4월

목 스트레칭

Neck release

코의 높이는 유지한 채로
볼을 하늘에 가깝게!

(1번)

(천천히 해보기)　(April)

15

운동을 더 자주 할 방법이 있을까요?

어떤 방법이 있을까요?

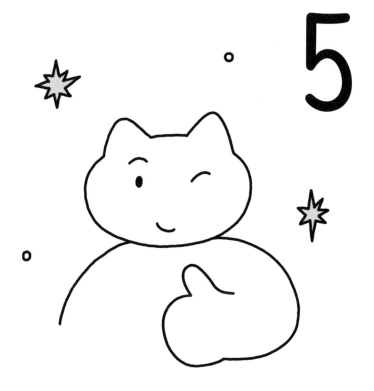

5

이대로도 충분해요.

14

9월

허리와 골반 스트레칭

Psoas

장요근은 보행 시
무릎을 들어주는 근육입니다.

10번

한번 해보기

September

6

4월

목 스트레칭

Neck release

귀를 하늘에 최대한
가깝게 올려 주세요.

2번

한번 해보기   April

13

하늘 한 번 보고

숨 크게 쉬어볼까요?

7

아무리 체력이 약해도

내가 가진 뼈의 개수,

근육의 수는 변하지 않습니다.

이미 갖고 있어요.

12

9월

허리와 골반 스트레칭

Psoas

장요근은 허벅지 안쪽에서
허리 뒤쪽으로 연결되어 있어요.

5번   천천히 해보기   September

8

돼지고기의 영양 성분

뒷다리살 100g ㅣ 단 21g 지 3g
목살 100g ㅣ 단 17g 지 16g
삼겹살 100g ㅣ 단 13g 지 35g

기분 좋은 하루는

어떤 모습인가요?

11

9

초록이 있는 곳에
10분간 머물러 주세요.

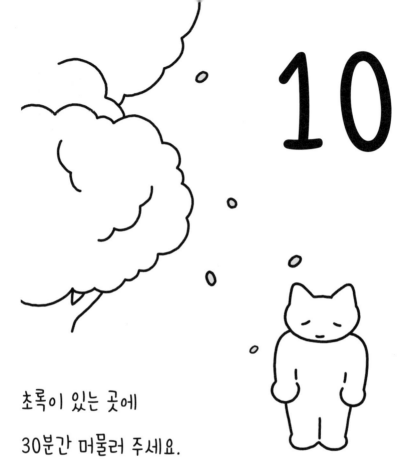

10

초록이 있는 곳에

30분간 머물러 주세요.

충전   September

등받이에 몸을 편히 기대주세요.

5초 동안 들이쉬고,

5초 동안 내쉬는 호흡을

다섯 번만 해보기

10

9

라면 사리 110g(한 봉지)의 영양 성분

탄 74g 단 10g 지 16g 480kcal
(스프 포함 시 500kcal 이상)

11

4월

목 스트레칭

Neck release

고개를 돌리고 어깨를 내려주세요.
더 시원해질 거예요.

2번

천천히 해보기   April

8

내가 할 수 있는

나만의 범위가 있습니다.

그 범위를 찾아,

움직이는 게 좋은 운동이 돼요.

12

잘하고 싶은 마음은

잠시 뒤로 하고,

조금 부족하게 해봐요.

7

9월

허리와 골반 스트레칭

Psoas

장골근과 대요근을 합쳐
장요근이라고 불러요.

2번

한번 해보기

September

13

4월

목 스트레칭

Neck release

딱 5번만 해봅시다.
1분이면 충분해요.

5번

한번 해보기   April

6

출근한 걸로

오늘 할 일은 다 했습니다.

14

나를 위해 좋은 컨디션을

만들어 줍시다.

5

9월

허리와 골반 스트레칭

Psoas

꼬리뼈를 다리 사이에 숨긴다고 생각하고
사타구니를 시원하게 만들어 봅시다.

1번

천천히 해보기

September

15

고기, 생선 등 단백질 군 식품은
단백질과 지방의 비율이 2:1 정도가
이상적입니다.

책상에서
딱 한 곳만 정리해봅시다.

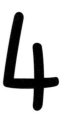

16

오늘은 남이 아닌 나를 위한

좋은 사람이 되는 날이에요.

나를 위해 즐거운 일 한 가지를 해봅시다.

충전 April

3

햇빛을 찾아 떠나 주세요.

30분간 일광욕하기!

(충전) (September)

아주 작게라도 운동을 성공한 기억이 있으신가요?

그 기억을 적어 주세요.

17

2

요거트와 그릭 요거트의 차이는

농축되었느냐 아니냐이므로

영양 성분엔 큰 차이가 없습니다.

그릭 요거트 100g | 단 9g 지 5g 97kcal

잘 챙겨 먹기   September

18

4월

목 스트레칭

Neck release

목이 시원한 느낌이 들면 쇄골 아래에 손을 두고
피부를 아래쪽으로 당겨 주세요.

5번

천천히 해보기   April

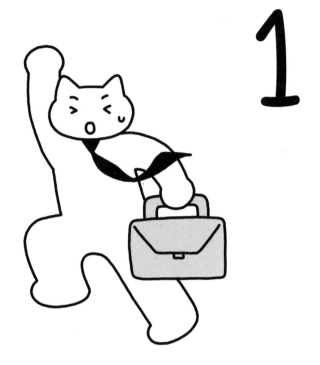

1

오늘도

출근을 해냈다!

19

'왜 못하지?'보다는

'어떻게 꾸준히 하지?'를 생각해 봐요.

20

4월

목 스트레칭

Neck release

머리 위치를 제자리에 두는 것에서
척추의 건강이 시작됩니다.

10번

한번 해보기

April

31

8월

척추와 어깨 스트레칭

Thoracic rotation

흉추의 회전이 부족하면
목과 허리가 무리하게 됩니다.

30번

한번 해보기

August

21

내가 생각하는

내 몸만의 장점이 있을까요?

포스트잇에 적어

눈에 보이는 곳에 둡시다.

30

나만의 고유한 움직임을

만들어 봐요.

22

탄수화물 적당하게 먹는 방법

눈으로 봤을 때 탄수화물과 단백질의 비율
1:1 만들어 보기

잘 챙겨 먹기   April

29

8월

척추와 어깨 스트레칭

Thoracic rotation

천천히 호흡하며 움직여주세요.

25번

천천히 해보기

August

23

오늘의 의미는 무엇인가요?

좋았던 일을 기억해 주세요.

오늘의 컨디션이 나쁘지 않은 이유를
한 가지만 찾아 주세요.

28

물 두 잔 마시고

시작해봅시다!

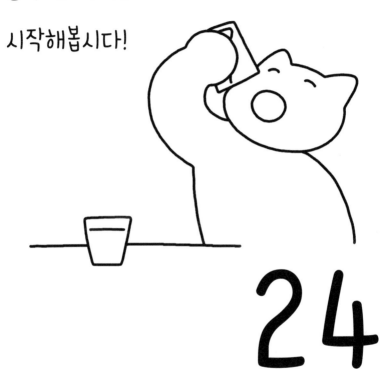

24

환경 만들기 April

27

가장 좋아하는 옷을

입어 봐요.

25

4월

목 스트레칭

Neck release

목 쪽 척추를
경추라고 해요.

10번

천천히 해보기   April

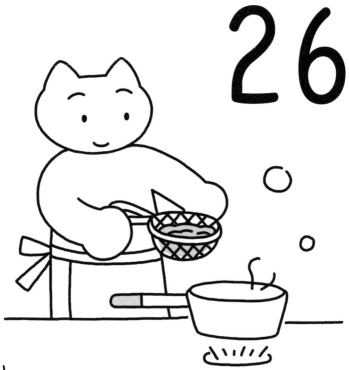

26

8월

닭안심 두유 냉우동

26

조금씩

꾸준히

스스로

속도 늦추기   April

25

나에게도

틀릴 기회를 줍시다.

27

4월

목 스트레칭

Neck release

쇄골이 바깥으로 길어진다고 생각해보세요.
더 시원해질 거예요.

10번

한번 해보기   April

24

8월

척추와 어깨 스트레칭

Thoracic rotation

유연한 등에서
강한 어깨가 만들어집니다.

25번

한번 해보기   August

28

오늘은 몸에 귀 기울여 봅시다.

무엇을 하고,

하지 않고 싶으세요?

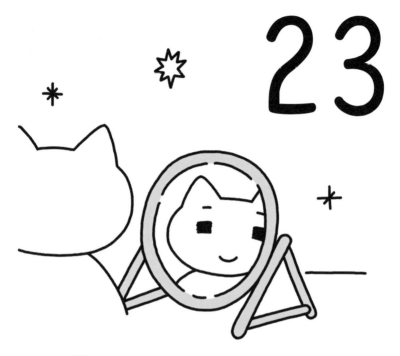

23

내가 이렇게

멋있는 사람이라니!

29

4월

돼지고기 달래 샐러드

잘 챙겨 먹기   April

22

8월

척추와 어깨 스트레칭

Thoracic rotation

과한 움직임보다는
안정적이고 안전하게 움직여 주세요.

20번

천천히 해보기   August

30

알람 없는

하루를 보내봐요!

오늘 만족스러웠던 일이 있나요?

어떤 감정이었는지 적어 주세요.

....

....

....

21

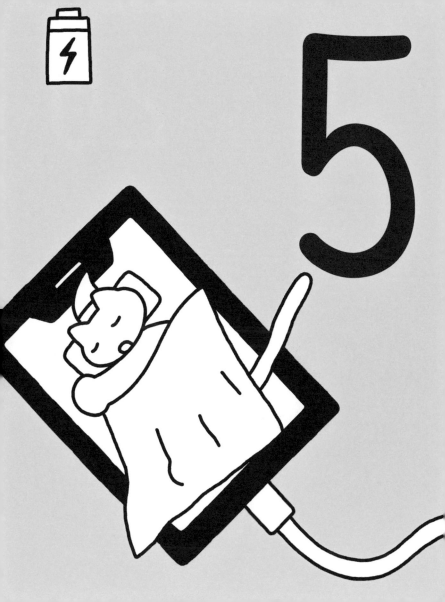

20

하늘 사진을

한 장 찍어주세요.

충전　August

오늘의 컨디션이 나쁘지 않은 이유를
한 가지만 찾아 주세요.

1

19

두유 190g(한 팩)의 영양 성분

탄 4g 단 9g 지 5g 95kcal
(매일 두유 99.8 기준)

2

5월

손목 스트레칭

Wrist

아프지 않은 범위에서 해봐요.

1번

천천히 해보기   May

18

지금까지 힘내 온 나를 위해서

건강한 선택을 해주세요.

태도를 만들기　　August

3

남의 몸에 맞는 운동이 아닌,

나에게 맞는 좋은 움직임을 주세요.

속도 늦추기   May

17

8월

척추와 어깨 스트레칭

Thoracic rotation

조금 더 뒤쪽을 보려고 해봅시다.

20번

한번 해보기   August

4

5월

손목 스트레칭

Wrist

불편하지 않은 범위에서
할 수 있는 만큼만 진행해주세요.

2번

한번 해보기   May

16

어떤 마음일지 가늠할 수 없겠지만,

그래도 잘 풀리기를 바랄게요.

5

이렇게

잘 자란 나를

칭찬해주세요.

잘했다!

15

8월

척추와 어깨 스트레칭

Thoracic rotation

회전을 잘할수록
강하게 움직일 수 있습니다.

15번

천천히 해보기

August

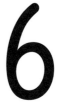

토마토 100g의 영양 성분

탄 4.3g 단 1g 지 0.2g

업무 시작 전
물 한 잔 마시기!

14

7

10분만 디지털 매체와

떨어져서 멍때려봐요.

(충전)   (May)

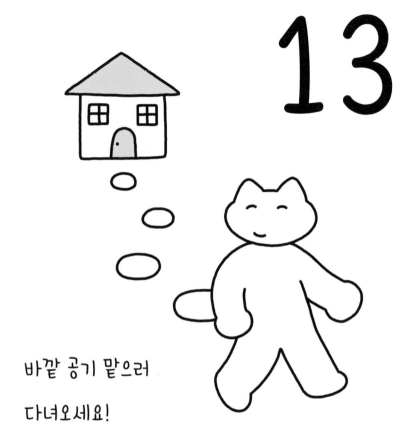

13

바깥 공기 맡으러

다녀오세요!

업무 시작 전

물 한 잔 먹기!

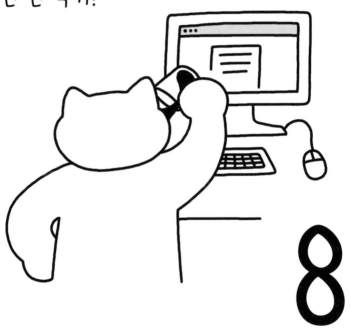

8

환경 만들기   May

12

향미 우유의 당

콜라, 사이다와 비슷해요.
흰 유유의 당 9g < 향미 우유의 당 19~20g

9

5월

손목 스트레칭

Wrist

손목은 8개의 뼈로
이루어져 있어요.

5번

천천히 해보기   May

11

여유는 통장 잔고에서,
다정함은 체력에서.

태도를 만들기   August

10

나를 위한 일을

포기하지 말아요.

속도 늦추기   May

10

8월

척추와 어깨 스트레칭

Thoracic rotation

불편하지 않은 정도로
움직여 주세요.

15번

한번 해보기 　August

11

5월

손목 스트레칭

Wrist

움직이는 범위를
1mm만 더 늘려봐요.

10번

(한번 해보기) (May)

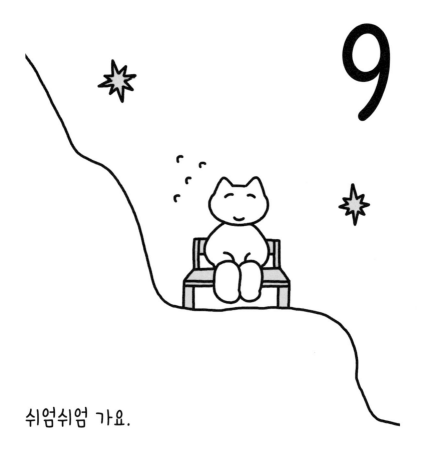

9

쉬엄쉬엄 가요.

속도 늦추기   August

12

최상의 컨디션으로 보내는 하루는
어떤 모습일 것 같아요?
일어나서부터 잠들 때까지
구체적으로 적어봅시다.

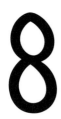

8

8월

척추와 어깨 스트레칭

Thoracic rotation

천천히 할 수 있는
범위 내에서 움직여 봐요.

10번

천천히 해보기   August

13

가지 100g의 영양 성분

탄 4.3g 단 1.1g

더 나은 내일을 위해

오늘 할 수 있는 일이 있을까요?

7

14

가장 좋아하는 카페에 가서

가장 좋아하는 음료를 드세요.

6

오늘은 행복을 아끼지 않는 날입니다.

오늘 나의 행복을 위한 일을 하나 해봐요.

점심 먹고
10분만 걸어봐요.

15

5

콩 100g의 영양 성분

탄 33g 단 36.2g 지 14.7g 409kcal
(대두 기준)

16

5월

손목 스트레칭

Wrist

손목이 불편하다면
주먹을 쥐고 해보세요.

10번

천천히 해보기   May

4

누군가가 간절하게 원하는 몸이

나의 몸이라는 생각을 해봤나요?

분명 그런 몸이에요.

태도를 만들기   August

17

운동은 몸과의

신뢰 관계를 회복하는 과정.

'조금 이상한 자세를 할 건데

그래도 금방 스트레칭할게'

라고 말하면서 알려주세요.

속도 늦추기   May

3

8월

척추와 어깨 스트레칭

Thoracic rotation

말랑하고
강한 척추를 만들어 봐요.

10번

한번 해보기   August

18

5월

손목 스트레칭

Wrist

한쪽으로만 쓰면 뻣뻣해지기 쉽습니다.
다양한 방향으로 움직여주세요.

15번

한번 해보기   May

2

모든 운동을 잘할 수는 없지만

하나의 운동은 잘할 수 있습니다.

하나만 잘해봐요.

19

더 나은 선택을

할 수 있다는 걸 알아요.

나를 위한 좋은 선택을 해주세요.

1

8월

척추와 어깨 스트레칭

Thoracic rotation

등이 시원하거나
가슴이 시원할 수 있어요.

5번

천천히 해보기   August

20

토마토 < 방울토마토

방토가 껍질의 비율이 높아서 껍질에 있는 비타민 등의
건강 기능 물질 섭취에 유리합니다.

잘 챙겨 먹기   May

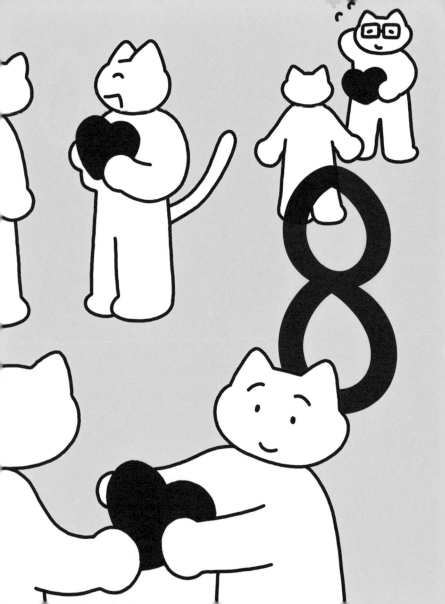

21

오늘의 좋았던 일이 있나요?

딱 한 개만 곱씹어 봅시다.

충전   May

운동은 생의 전반에 걸쳐

어떤 하루를 만들어 갈지 결정하는

일이라고 생각해요.

어떤 하루를 만들고 싶으세요?

31

등받이에 몸을 편히 기대주세요.

5초 동안 들이쉬고, 5초 동안 내쉬는

호흡을 다섯 번만 해봅시다.

22

30

오늘의 좋았던 일이 있나요?

딱 한 개만 곱씹어 봅시다.

충전   July

23

5월

손목 스트레칭

Wrist

시원한 정도로만 진행해주세요.
아프게 하지 않아도 됩니다.

15번

천천히 해보기　　May

29

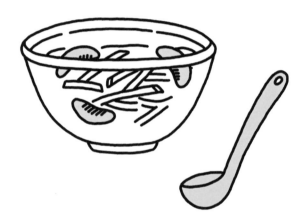

7월

복숭아 오이냉국

잘 챙겨 먹기   July

24

인간은 실수도 하고 실패도 합니다.

오늘도 인간답게 살아요.

속도 늦추기   May

28

왜 운동하기 싫을까?(X)

어떻게 운동할 수 있을까?(O)

태도를 만들기   July

25

5월

손목 스트레칭

Wrist

무리하지 않는 선에서
천천히 해봅시다.

20번

한번 해보기   May

27

7월

가슴과 배 호흡

Diaphragm breathing

호흡으로 부교감신경(회복과 재생 시스템)을
활성화해 봅시다.

25번

한번 해보기   July

26

헤매는 것도

운동이 됩니다.

26

너무 힘든 운동은

내가 할 수 있는

운동이 아니였음을…

속도 늦추기   July

27

5월

토마토 가지볶음

25

7월

가슴과 배 호흡

Diaphragm breathing

누구나 힘들이지 않고 최상의 컨디션을
만드는 방법이 바로 호흡이에요.

20번

천천히 해보기

July

28

하늘 사진을

한 장 찍어주세요.

오늘도 충분하고,
내일은 더 좋아질 거예요.

24

환경 만들기   July

업무 시작 전에

좋아하는 음료를 마시고

스트레칭을 해보요.

29

23

좋아하는 음식을

먹으러 갈 계획을 세워 봐요!

충전   July

30

5월

손목 스트레칭

Wrist

여덟 개의 손목뼈를 감싸고 있는 수많은 인대가
손목뼈의 안정성을 만들어요.

20번

천천히 해보기   May

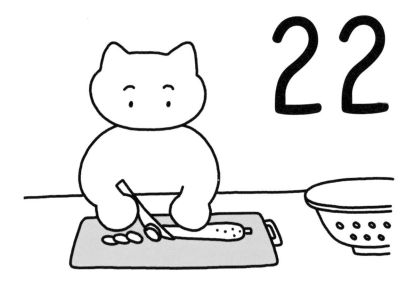

오이 100g의 영양 성분

탄 2.8g 단 1.2g 9kcal

31

우리는 각자의 속도로 성장해요.

느리든 빠르든 나아질 수 있습니다.

21

늦었다고 멈추지 마세요.

다시 시작하면 됩니다.

태도를 만들기   July

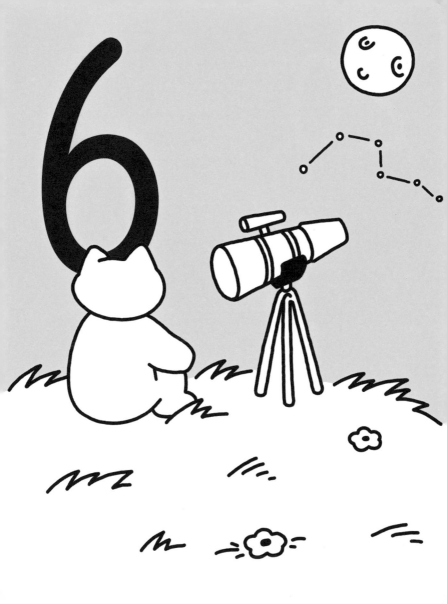

20

7월

가슴과 배 호흡

Diaphragm breathing

기능적인 호흡은 뇌 기능을 향상시키고
정서적 안정성을 만들어 줍니다.

20번

한번 해보기

July

1

6월

척추 스트레칭

Cat-camel

발을 땅에 붙이고 있어야
허리가 덜 움직입니다.

5번

한번 해보기   June

19

오늘은

일곱 시간 이상 자봐요.

속도 늦추기   July

2

누구보다 잘하는 것보다,

내가 나에게

잘하는 것이 중요합니다.

태도를 만들기   June

18

7월

가슴과 배 호흡

Diaphragm breathing

편안한 상태에서
나의 호흡에만 집중해 봅시다.

15번

천천히 해보기   July

3

계란 100g의 영양 성분

탄 0.79g 단 12.9g 지 8.3g 136kcal

점심 먹고

딱 10분만 걸어봐요.

17

4

올해 최고의 순간을

생각해 보요.

충전   June

16

20분만 디지털 매체와

떨어져서 멍때려 봐요.

충전   July

업무 시작 전
물 한 잔 먹기!

5

환경 만들기   June

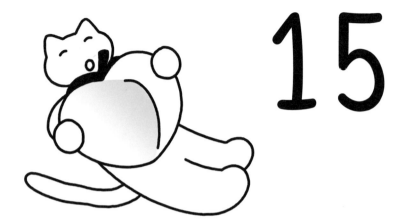

15

복숭아 100g의 영양 성분

탄 10g 단 1.8g 지 0.7g

6

6월

척추 스트레칭

Cat-camel

가슴 펴자!

5번

천천히 해보기   June

14

못할 거라는

편견부터 지워봅시다.

할 수 있어요.

7

각자의 몸에는

각자의 개성이 있습니다.

내 몸의 고유함을

존중해 주세요.

13

7월

가슴과 배 호흡

Diaphragm breathing

호흡은 나만의 리듬이면 충분해요.

15번

한번 해보기   July

8

6월

척추 스트레칭

Cat-camel

허리 펴자!

10번

한번 해보기   June

12

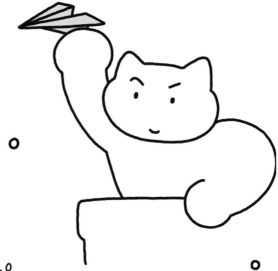

곱씹지 말고,

앞으로 나아가요.

속도 늦추기   July

9

미래는 예측할 수 없지만

지금은 선택할 수 있어요.

태도를 만들기   June

11

7월

가슴과 배 호흡

Diaphragm breathing

횡격막이 잘 움직이면 소화가 잘된답니다.
숨 쉬어 봐요.

10번

천천히 해보기   July

10

계란의 크기는

흰자 크기로 결정됩니다.

노른자는 비슷한 크기여서

영양가가 크게 다르지 않습니다.

어떻게 나를

도울 수 있을까요?

10

11

햇빛을 찾아 떠나주세요.

20분간 일광욕하기!

(충전) (June)

9

오늘의 의미는 무엇인가요?

좋았던 일을 떠올려 봐요.

충전   July

점심 먹고

딱 10분만 걸어봐요.

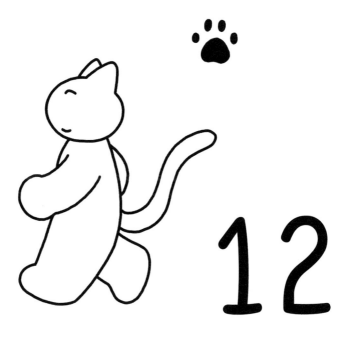

12

8

연어 100g의 영양 성분

탄 0.2g 단 20.6g 지 1.9g 106kcal

잘 챙겨 먹기   July

13

6월

척추 스트레칭

Cat-camel

최대한 웅크렸다
최대한 펴주세요.

10번

천천히 해보기   June

7

내 탓하지 말고,

남 탓합시다.

(무조건 저 xx 잘못입니다.)

태도를 만들기   July

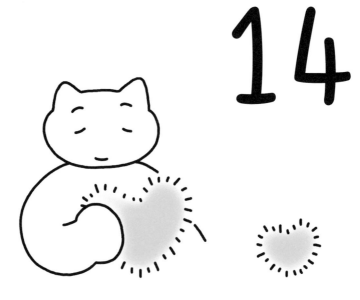

14

불안하면 불안한 대로,
한 번만 해봐요.

속도 늦추기   June

6

7월

가슴과 배 호흡

Diaphragm breathing

침착함과 일관성은
안정적인 호흡에서 나옵니다.

10번

(한번 해보기)   (July)

15

6월

척추 스트레칭

Cat-camel

유연하고 강한 척추를
만들어 봅시다.

15번

한번 해보기   June

5

어쩌다 못할 수도 있죠.

다그치는 대신

'다음에 어떻게 하지?'를

고민해 주세요.

16

증거 있습니까?

당신이 건강해질 수 없다는?

태도를 만들기   June

4

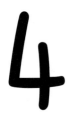

7월

가슴과 배 호흡

Diaphragm breathing

호흡은 회복의 스위치!
천천히 연습해 봐요.

5번

천천히 해보기   July

17

껍질 표면이 까끌까끌한 게

더 신선한 계란입니다.

잘 챙겨 먹기   June

업무 시작 전에 좋아하는 노래

한 곡 들으면서 스트레칭을 해봅시다.

3

환경 만들기   July

18

좋아하는 색을 생각하면서

숨을 크게 다섯 번 쉬어 봅시다.

(충전) (June)

2

초록이 있는 곳에
20분간 머물러주세요.

충전   July

누군가 당신을 행복하게 했던

기억이 있나요?

고맙다는 말을 전해 봐요.

19

1

끼니마다

다른 단백질을 먹어 봅시다.

20

6월

척추 스트레칭

Cat-camel

명치가 하늘을 향할 때는
날개뼈를 내려 주세요.

15번

천천히 해보기   June

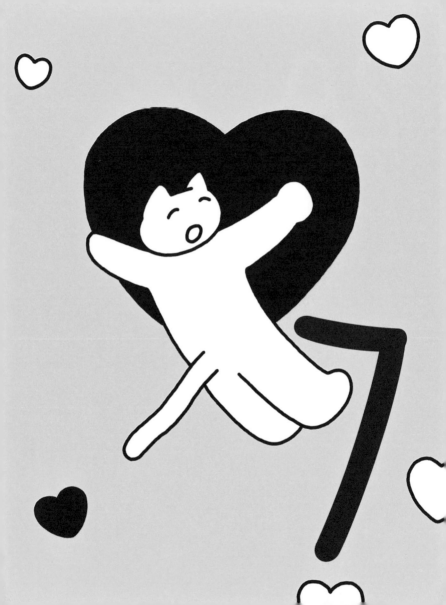

21

중요한 일 먼저 해요.

내가 가장 중요합니다.

나를 위해 움직여 봐요.

30

반년이나 해냈습니다.

고생하셨어요.

22

6월

척추 스트레칭

Cat-camel

허리와 엉덩이는 고정하고
등을 움직여 주세요.

20번

한번 해보기   June

29

6월

척추 스트레칭

Cat-camel

등부터 목까지 움직여 주세요.

25번

한번 해보기   June

23

운동은 벌이 아닙니다.

건강해지는 게 어떻게 벌이 되겠어요.

28

존재로 이미 충분합니다.

오늘 할 일 끝!

(속도 늦추기)　(June)

24

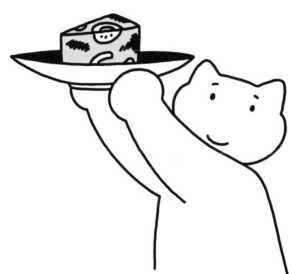

6월

달걀 프리타타

잘 챙겨 먹기   June

27

6월

척추 스트레칭

Cat-camel

불편하지 않은 범위에서
천천히 움직여 주세요.

20번

천천히 해보기   June

25

편한 신발을 신고
동네 산책 30분!

충전   June

등받이에 몸을 편히 기대 주세요.

5초 동안 들이쉬고,

5초 동안 내쉽니다.

26